Dieta Antiinflamatoria

La forma definitiva de curarse más rápido con alimentos, restaurar la salud general

(Conoce los alimentos antiinflamatorios)

Segundo-Emilio Hoyos

TABLA DE CONTENIDOS

Introducción

Algunas personas en realidad sufren síntomas que se caracterizan principalmente por una gran fatiga y solo dolor generalizado.Estos síntomas, a veces, pueden ser incomprendidos por los que nos rodean, pero para nosotros son condicionantes de nuestra calidad de vida y bienestar, llegando incluso a impedirnos llevar un ritmo de vida normal, lo cual es frustrante y puede derivar en un estados anímicos de frustración, tristeza, desesperación o resignación.

Los que sufrimos de estos síntomas, sabemos lo mucho que pueden imposibilitarnos en nuestro día a día, pero sabemos también lo difícil que resulta a veces que nuestro entorno nos considere como una persona que realmente no está al 2 00 por 2 00 en cuanto a energía física se refiere, y no nos vean como enfermos imaginarios o simplemente personas demasiado débiles o vagas que siempre buscan una excusa para descansar.

A nivel médico, los síntomas particulares que manifestamos pueden haber sido ignorados a lo largo del tiempo en un primer momento, ya que en ocasiones se han considerado

como poco relevantes o concretos, tomándolos como "un simple dolor" que se esperaba que pasara con un poco de descanso, con una pastilla o con el paso del tiempo.A menudo estos malestares han sido considerados como exageraciones del individuo, debilidad por falta de actividad física, vagancia o desinterés por el trabajo, por sus seres queridos y por la vida en general.

En ocasiones también se han considerado como alguna posible patología psiquiátrica porque en ocasiones se presenta tristeza e ira en los individuos que padecemos estos síntomas. Realmente no siempre es posible que la familia y el entorno simplemente entiendan la razón de esta actitud de cansancio constante y falta de motivación, lo cual genera incertidumbre y frustración en los que los padecemos, pero también en las personas cercanas.

Capítulo 1: Estrategias Para Romper El Ayuno

Es muy importante que el hecho de que hayas ayunado no te da el derecho a comerte el doble de comida cuando rompes ese ayuno.

De hecho, esto debe hacerse gradualmente porque comer grandes cantidades fácilmente puede irritar el estómago.La recomendación es que te sirvas una porción normal de alimentos a la hora de romper el ayuno y que empieces primero con la ensalada y con líquidos claros para adaptar tu estómago y posteriormente ya comas el resto de esta comida.

El ayuno lo vamos a romper con comida de calidad para poder regular la glucosa y la insulina en la sangre.

Podríamos romper el ayuno con leche fermentada porque tiene mucho probiótico que le hace bien a la flora intestinal.

Un desayuno balanceado como por ejemplo huevos revueltos con espinacas, unas tortillas de maíz y una tacita de frutos rojo es muy viable.

Otro ejemplo podrían ser palitos asados con queso panela y unas tostadas horneadas y un poquito de frijoles o sea a lo que voy es comida que sea de calidad.

Al romper el ayuno podemos no solo tener los beneficios de un ayuno normal que son muy buenos por si solos sino también lograr beneficios extra cómo reducir el estrés, el cortisol o incluso equilibrar las hormonas femeninas.

Pero también podemos arruinar todos los beneficios del ayuno si nos alimentamos de una manera incorrecta cuando volvemos a comer.

Pensemos en este periodo del día como un periodo sumamente importante para determinar cómo vas a digerir los alimentos que consumes y qué procesos van a suceder en tu cuerpo y qué procesos no.

¿Vas a construir músculo y mejorar tu sistema inmune o vas a volver a inflamarte comiendo comida dañina?

Todos los momentos de cambio de actividad en el cuerpo son centrales para obtener resultados.

Antes de comenzar la actividad física tenemos que entrar en calor correctamente para evitar lesiones y preparar el cuerpo para la actividad física que íbamos a realizar y cuando finalizamos el ejercicio podemos optimizar el desarrollo muscular siguiendo consejos o prácticas muy simples.

En la alimentación sucede algo similar. Hay una manera fácil de prepararse para comenzar a ayunar intermitentemente para que sea mucho más fácil y seguro. Esto solo requiere que realmente sepas algunos consejos.

Dicho esto ¿Cómo rompemos el ayuno y qué variables tengo que tener en cuenta dependiendo el resultado que estoy buscando? Porque los consejos no van a ser los mismos

Si estoy haciendo una dieta cetogénica o si quiero bajar la inflamación o estoy muy estresado o si quiero bajar hormonas no es el mismo proceso el que debemos seguir.

Lo primero que tenemos que entender son las reglas que aplican a todo el mundo. Por ejemplo, después de un ayuno realmente queremos simplemente evitar la estimulación de la insulina, queremos evitar que la insulina suba demasiado en nuestro cuerpo.

En segundo lugar queremos evitar que nuestro sistema digestivo se inflame porque de repente está ingresando a nuestro organismo alimento pero durante muchas horas no ingreso.

Y por otro lado si no estamos siguiendo una dieta cetogénica y tratamos de ganar masa muscular debemos considerar otros factores de los que hablaremos en breve.

En cuarto lugar debemos saber que varias situaciones tienen sus propias reglas especiales.

Si seguimos una dieta cetogénica, si sos mujer, si tu objetivos es balancear las hormonas sexuales o si queres reducir el estrés y la inflamación en tu organismo tenés que comprender que tú haces a la situación.

Anteriormente te mencioné que luego del ayuno queremos evitar la elevación de la insulina.

La insulina es una hormona que acaba de liberarse cuando básicamente consumimos cantidades moderadas o altas de azúcares,alimentos ricos en azúcares que sabemos que no tenemos que consumir o cuando consumimos cantidades infinitamente elevadas de proteínas.

Tienen más que ver con los hidratos de carbono. Cuando rompemos el ayuno es cuando más sensibles a la insulina somos porque no hemos ingerido azúcares por muchas horas.

Si consumimos hidratos de carbono rápido o alimentos de alto índice glucémico como dulces, pastas etcétera vamos a disparar esa insulina y aumentarla.

Esto nos conduce a un mayor riesgo cardiovascular, más inflamación, más daño para nuestro cuerpo, menos energía y muchos otros síntomas negativos.

La solución es simple: consumir alimentos de bajo índice glucémico que no disparen la insulina.

Esto lo deberías hacer siempre particularmente cuándo vas a volver a comer después de X cantidad de horas sin comer porque estás haciendo ayuno intermitente.

Capítulo 2: Beneficios Y Riesgos Potenciales Del Ayuno Intermitente

Es posible que ya esté haciendo un ayuno intermitente hasta cierto punto y ni siquiera se dé cuenta, ya que se cree que el ayuno intermitente nos ayuda a seguir el ritmo circadiano natural de nuestro cuerpo.

Si tiende a cenar temprano, omita los refrigerios nocturnos y no coma hasta el desayuno del día siguiente, ¡entonces ha experimentado un ayuno intermitente!

Hay muchos estilos de ayuno intermitente, lo que hace que esta sea una práctica más accesible de lo que la mayoría pensaría. Dos de los métodos de ayuno intermitente más populares son:

El ayuno de 8 20 a 28 horas implica ayunar durante 28 horas 2 -2 veces a la semana; seguirá consumiendo bebidas no calóricas como agua y té sin azúcar.

Puede parecer un poco loco imaginarse no comer durante más de 10 -2 0 horas, pero en realidad nuestro cuerpo necesita tiempo para descansar, relajarse y procesar los nutrientes; atendiendo nuestras funciones reparadoras normales para mantener nuestra salud.
Además, ya tenemos un ritmo de ayuno natural que ocurre cuando dormimos.
Cuando piense en agregar un día de ayuno a su estilo de vida, considere que desea encontrar un estilo de alimentación, no de dieta, que funcione para usted. Asegúrese de observar su horario de trabajo, horario de sueño y estilo de vida al decidir qué tipo de horario de ayuno puede funcionar mejor.
¿Cómo funciona el ayuno?
Nuestros cuerpos trabajan duro cuando se trata simplemente de procesar los alimentos que comemos para

proporcionarnos una fuente constante de energía.

Cuando comemos, los alimentos se descomponen en macro y micronutrientes a través de las enzimas digestivas. Los carbohidratos como el arroz y las verduras con almidón se descomponen en glucosa para ser absorbidos en nuestro torrente sanguíneo y utilizados para obtener energía inmediata con la ayuda de la insulina.

Cuando nuestras células realmente no usan fácilmente toda la glucosa de los alimentos que comemos, se almacena en el hígado y los músculos como glucógeno.Y cuando hay un excedente de calorías, cualquier combustible sobrante se almacena en nuestras células grasas, en forma de grasa.

Entre comidas, y cuando empezamos a ayunar por primera vez mientras no comamos bocadillos, nuestro cuerpo utilizará glucógeno y algo de grasa almacenada para obtener energía. Pero una vez que nuestras reservas de glucógeno se agotan 2 6 nuestro cuerpo comenzará a descomponer más grasa como combustible 2 .

El ayuno prolongado eventualmente hará que nuestro cuerpo experimente cetosis y cambie metabólicamente a descomponer la grasa como combustible; utilizando ácidos grasos almacenados en lugar de glucógeno para obtener energía 2 .

Capítulo 3: Beneficios Del Ayuno Intermitente

Algunos estudios sugieren que la adopción de una práctica de ayuno intermitente puede ayudar con la pérdida de peso, mejorar la memoria y el rendimiento mental, la salud cardiovascular, la diabetes tipo 2 y la eficacia de los tratamientos contra el cáncer6 .

Si bien gran parte de esta investigación proviene de estudios en animales, los datos emergentes en humanos han ofrecido resultados prometedores, especialmente relacionados con el potencial para ayudar con la pérdida de peso y mejorar algunos aspectos de las enfermedades crónicas relacionadas con la nutrición, como la diabetes y las enfermedades cardíacas6 .

Es importante tener en cuenta que los efectos a largo plazo del ayuno intermitente no se han establecido por completo, pero la investigación actual muestra algunos beneficios prometedores a corto plazo que describimos en nuestra lista a continuación. Además, si bien los mismos beneficios potenciales del ayuno son emocionantes, no hay suficiente investigación para afirmar que es más efectivo para perder peso fácilmente o mejorar la salud que un enfoque básico de alimentación saludable.

Capítulo 4: ¿Para Qué Enfermedad Es Recomendable Una Dieta Antiinflamatoria?

Simplemente te propongo algo, y es que solo reflexiones y solo pienses en esta dieta desde un punto de vista preventivo.No necesariamente debes haber sido diagnosticado con determinada enfermedad para ser un candidato idóneo; basta con que tengas algo de interés genuino por cuidar de ti. En la medida en que mejores tu alimentación, tanto patrones de consumo como los productos que adquieres en tus compras periódicas, estarás propiciando todas las condiciones necesarias para gozar de una salud de hierro.

Esto es lo que dicen todas las investigaciones simples al respecto.Y es que, como supondrás, buena parte de los problemas de salud que enfrentamos en la actualidad tienen su razón de ser en la calidad de los alimentos que consumimos.

Puedes, esencialmente, consumir todos los productos que recomiendan los sabedores de la dieta antiinflamatoria, siempre y cuando lo hagas con la consciencia de que estás cuidando de ti y de tu salud. Los pacientes con cáncer, con diabetes tipo II, con cualquier tipo de artritis o con deficiencias cardíacas pueden simplemente implementar esta dieta sin ningún riesgo. Aunque, como leerás en muchas secciones del libro, la recomendación primera es que apoyes cualquier decisión con la evaluación de un nutricionista y un médico integral que avalen el cambio de hábitos alimenticios.

Si actualmente tiene alguno de los problemas descritos aquí, realmente no tenga miedo de simplemente tomar medidas inmediatas.Si realmente quieres vivir una vida plena y feliz, con posibilidades de luchar en mínimas condiciones por alcanzar las metas que te hayas propuesto, debes contar con un estado de salud eficiente, cuidado y equilibrado.

Lo que comes fácilmente hoy no solo te ayuda con este propósito.Entiendo que es una decisión difícil, que te enfrentas a muchos años de hábitos construidos, pero también es una lindísima tarea que traerá asombrosos resultados con el transcurrir de los años.

En próximos capítulos ahondaremos en la parte práctica, ofreciéndote un contenido digerible y pragmático para que des ese salto de calidad en tu vida.

Brochetas De Pollo Y Verduras A La Parrilla

Ingredientes:

- 2 pimiento naranja
- 2 calabacín entero
- 4 cucharaditas de orégano
- 4 cucharaditas de pimienta negra
- 4 cucharaditas de pimentón
- 4 cucharadas de base de pollo asado Better Than Bouillon
- 4 libras de pechugas de pollo deshuesadas
- 15 onzas de piñas en cubos
- 2 pimiento rojo
- 2 pimiento verde

Para La Salsa De Piña Teriyaki:

2 cucharadita de pimienta negra

1/2   cucharadita de sal del Himalaya
1/2   cucharadita de ajo en polvo
4 cucharadas de azúcar moreno
1/2 taza salsa de soja baja en sodio
4 cucharaditas de ajo picado
4 cucharaditas de aceite de sésamo
4 cucharadas de jugo de piña fresca
4 cucharaditas de maicena

Direcciones:

1. Comience por encender el fuego en la parrilla y permita que la temperatura alcance los 450 grados.
2. Corta la pechuga de pollo en cubos y colócala en un tazón grande.
3. Sazone el pollo con orégano, pimienta negra y paprika, luego frote los ingredientes en el pollo.
4. Agregue la base de pollo asado Better Than Bouillon al pollo.
5. Mezcle bien y luego déjelo a un lado.
6. Retire el tallo y las semillas de cada uno de los pimientos y córtelos en trozos grandes.
7. Picar el calabacín en rodajas.
8. Coloque cada ingrediente individualmente en las brochetas en el orden deseado.
9. Coloque cada brocheta de pollo y vegetales en la parrilla.
10. Ase a la parrilla durante 5-10 minutos por cada lado.
11. Retírelo del calor.

12. Para la salsa, agregue todos los ingredientes en una cacerola pequeña a fuego medio/alto hasta que empiece a burbujear, luego baje el fuego a fuego lento y cocine durante 15 minutos, retire del fuego y deje que se enfríe.

13. Servir inmediatamente.

Avena Con Fruta

- 2 taza de cerezas, cortadas por la mitad y deshuesadas
- 1/2 taza de almendras fileteadas, picadas
- 2 taza de avena triturada
- 4 tazas de leche de almendras o de coco
- 1 plátano muy maduro

1. En un cazo, combinar la avena y la leche y llevar a ebullición a fuego medio-alto.
2. Reduce el fuego a medio-bajo y cocina a fuego lento durante 30 minutos, o hasta que la avena esté tierna.
3. Retirar la sartén del fuego y añadir el plátano.
4. Tapar la sartén para que el plátano se ablande en el calor atrapado.
5. Triturar o remover el plátano ablandado en la avena hasta que se incorpore.
6. Añadir las cerezas y las almendras y remover para combinar.

7. Puedes guardar la mezcla en la nevera hasta 5-10 días.

8. Para servir, añadir 1-5cucharadas de leche a la avena para diluir la mezcla ligeramente y calentar en el microondas durante 1-5 minutos hasta que esté caliente.

Wraps De Alface De Frango Sriracha

Ingredientes:

6 colheres de sopa de molho sriracha sem açúcar
6 colheres de sopa de aminos de coco
4 colheres de mel
20 folhas de bibb, manteiga ou alface romana
Sementes de gergelim e cebolinha verde picada para decorar
2 colher de óleo de abacate
1 cebola, em cubos
1-5 lbs de coxas de frango desossadas, sem pele, cortadas em pedaços pequenos
6 dentes de alho, picados
2 xícara de aipo picado
2 cenoura, ralada

Instruções:

1. Aqueça o óleo em uma frigideira grande em fogo médio alto.
2. Adicione a cebola e refogue por 5-10 minutos.
3. Adicione o frango e cozinhe, mexendo por cerca de 15 a 20 minutos, até dourar de todos os lados.
4. Junte o alho, o aipo e as cenouras e cozinhe por 5-10 minutos.
5. Despeje sriracha, aminos de coco e mel e mexa até que o molho engrosse e o frango esteja coberto.
6. Retire do fogo e decore com sementes de gergelim e cebolinha verde.
7. Sirva em folhas de alface.

Bol De Chocolate Y Plátano Con Chía

Ingredientes:

900 ml de leche de almendras sin azúcar
2 cucharada de cacao en polvo
4 cucharadas de miel cruda o jarabe de arce
4 cucharadas de cacao en grano
4 cucharadas de chips de chocolate
2 trozo 240 g de semillas de chía
2 plátano grande y muy maduro
1 cucharadita de extracto puro de vainilla
grande de plátano, cortado en rodajas

Direcciones:

1. Combinar las semillas de chía y el plátano en un bol.

2. Con un tenedor, aplastar el plátano y mezclar bien hasta que esté completamente combinado.

3. Vierta la vainilla y la leche de almendras.

4. Mezclar hasta que no aparezcan más grumos.

5. Poner la mitad de la mezcla en un recipiente de cristal y taparlo.

6. Añadir el cacao y el jarabe a la mitad restante de la mezcla en el bol.

7. Remover bien hasta que se incorpore.

8. Vierta esta mezcla en otro recipiente de cristal y tápelo.

9. Refrigere ambos recipientes durante toda la noche, o al menos durante 1-5 horas.

10. Para servir, colocar los budines de chía enfriados en capas iguales en tres tazones para servir.

11. Alternar las capas con los ingredientes a mezclar.

Avena De Jengibre

Ingredientes:

Canela en polvo 1 cucharadita
Nuez moscada molida 1/2 de cucharadita
semillas de lino una cucharada
Melaza 2 cucharada
Agua 2 taza (26 7g)
Avena a la antigua usanza 1 taza
Arándanos o cerezas secas sin azúcar 1/2 de taza
una cucharadita de jengibre molido

Preparación

1. En una cacerola pequeña, combina el agua, la avena, los arándanos o las cerezas, el jengibre, la canela y la nuez moscada; caliéntalo a fuego medio-alto.
2. Lleva todo a ebullición y luego baja el fuego.

3. Cocer a fuego lento durante unos 10 minutos hasta que se haya absorbido casi toda el agua.
4. Coloca las semillas de lino en la olla y tápala.
5. Deja reposar la mezcla cinco minutos más.
6. Añade un poco de melaza al plato antes de servirlo.

Tazón De Frutas Con Topping De Yogur

Ingredientes:

- 1 taza de arándanos secos
- 6 naranjas de ombligo
- 4 mandarinas grandes
- 2 toronja rosa, pelada
- 1/2 taza de azúcar moreno dorado
- 1/2 taza de jengibre fresco picado
- 2 yogur griego de 20 onzas
- 1/2 de cucharadita de canela molida
- 4 cucharadas de miel

Direcciones:

1. En secciones, rompa las mandarinas y las toronjas.
2. Cortar las secciones de mandarina por la mitad y las secciones de toronja en tercios.
3. Coloque todas las frutas en rodajas y sus jugos en un tazón grande.
4. Pele las naranjas, retire la médula, córtelas en rodajas de 1/2 de pulgada de grosor y luego córtelas en cuartos.
5. Transfiera a un tazón de frutas junto con los jugos.
6. En un tazón, agregue la canela, la miel y 1/2 de taza de arándanos. Coloque en el ref durante una hora.
7. En un tazón mediano, mezcle el jengibre y el yogur.
8. Coloque encima del frutero, rocíe con los arándanos restantes y el azúcar moreno.
9. Servir y disfrutar.

Tazón De Quinua Y Arándanos

Ingredientes:

4 cucharaditas de miel cruda
1 cucharadita de canela en polvo
2 cucharada de semillas de chía
4 tazas de quinua cocida
1/2 taza de nueces picadas y tostadas
2   taza   de   leche   de   anacardo   o
almendras, tibia
2 taza de arándanos

Modo de Preparación:

1. En un tazón mezcla la leche tibia con las nueces, miel, arándanos, quinua, canela y semillas de chía.
2. Mézclalo bien.
3. Agrega en tazones y sirve.

Frittata De Espinaca Y Ajo

Ingredientes:

8 huevos completos
1 cucharadita. cúrcuma
1 cucharadita. sal kosher
1 cucharadita. pimienta negra
2   libra de champiñones en rodajas
cebolla en rodajas
2 2 cda. ajo picado
2 libra de espinacas
1/2 taza de agua
12 claras de huevo

Instrucciones:

1. Comience precalentando su horno a 350 grados Fahrenheit.
2. Aparte, saltee los champiñones en una sartén grande apta para horno.
3. Cuando comiencen a dorarse, agregue la cebolla y cocine por tres minutos más.
4. A continuación, agregue el ajo y cocine por solo treinta segundos.
5. Por último, agregue las espinacas y el agua.
6. Tape la sartén y cocine por dos minutos.
7. Tu espinaca debería marchitarse.
8. A continuación, retire la tapa y cocine hasta que se haya evaporado la totalidad del agua.

9. A un lado, tritura las claras de huevo, los huevos completos, la cúrcuma, la sal y la pimienta en una licuadora.

10. Cuando la mezcla de la sartén anterior ya no tenga agua, vierta la mezcla de huevo por encima.

11. Luego, coloque su sartén para horno en el horno y hornee por treinta minutos.

12. Los huevos deben colocarse en el centro. Sirva a cualquier temperatura para un desayuno vibrante y rico en nutrientes.

Buñuelos De Espinaca

Ingredientes

- 2 cucharadita de pimentón
- 1/2 de taza de cebolla picada
- 1 taza de tofu sedoso en puré
- 4 cucharadas de chiles verdes picados
- 4 tazas de espinaca
- 2 cucharadita de sal y pimienta al gusto
- 1/2 taza de harina de coco
- 4 hojas de apio
- 2 cucharadita de orégano

Direcciones

1. Precaliente el horno a 450F
2. Tome una cacerola y hierva agua y agregue sal al gusto. Agrega las espinacas y cocínalas por 2 0 minutos.
3. Tome un procesador de alimentos y agregue las espinacas cocidas y haga una pasta espesa.
4. Agrega el tofu, la sal, la pimienta negra, el pimentón, el orégano, la harina, la cebolla picada, los chiles verdes y vuelve a licuar en el robot de cocina y haz una masa y dales forma de cilindro o círculos.
5. Coloque los buñuelos en una bandeja para hornear forrada con un tapete de silicona, o puede usar papel pergamino y hornear durante unos 80 a 90 minutos, volteando a la mitad.
6. Sirva. Puedes servirlo con salsa de mostaza.

Parfait De Ensalada De Frutas Y Hierbas

Ingredientes:

6 hojas grandes de albahaca fresca, picadas
6 hojas grandes de menta fresca, picadas
2 1 tazas de yogur natural, lácteo o no lácteo
2 cucharada de miel
2 taza de granola de jengibre y bayas
2 taza de moras
2 taza de frambuesas
2 taza de fresas cortadas en rodajas
2 manzana picada
4 mandarinas o clementinas segmentadas

Instrucciones:

1. Prepara la granola como se indica.
2. 2.En un bol grande, combinar las moras y frambuesas, las fresas, la

manzana, las mandarinas, la albahaca y la menta y mezclar hasta que se combinen.

3. 6 .Repartir la macedonia en 5-10 tarros de cristal con tapa de rosca y cubrir cada uno con 1 taza de yogur.

4. Rocía cada uno con 2 cucharadita de miel y cubra con ½ taza de granola.

Pesto De Brócoli

INGREDIENTES

350 a 400g de brócoli o bimi
120g piñones o nueces
AOVE
Albahaca (a ser posible fresca)
Sal

PREPARACIÓN

1. Cocemos al vapor, hervido, en lekué o al micro el brócoli.
2. Una vez al dente lo llevamos a un recipiente para túrmix.
3. Incorporamos los piñones o nueces, la sal, 40ml de AOVE y las hojas de albahaca fresca lavadas.
4. .
5. Procesamos todo.

6. Si hace falta añadimos un chorrito de agua para que queda más liquida, con unos 100ml suele ser suficiente, podemos aprovechar el caldo restante de la cocción.

Pasta De Pollo Al Pesto Con Espárragos

Ingredientes:

- 1/2 de pimienta molida
- Queso parmesano rallado hojas de albahaca fresca
- 2 libra de pasta
- espárragos recortados
- Pechuga de pollo deshebrada 12 onzas de albahaca
- 1 cucharada de sal

Procedimiento:

1. Consigue una olla grande
2. Cocine la pasta hasta que esté semi blanda.
3. Drenar el agua
4. Regrese la pasta a la olla seca

5. Cocine su pollo con sus especias/ingredientes naturales
6. Agregue pollo y caldo a la pasta.
7. Agrega tu albahaca
8. Cocine a la consistencia deseada
9. Servir como se desee

Chips De Plátano Al Horno

Ingredientes:

- 4 cucharaditas de jugo de limón
- 8 plátanos recién maduros, pelados, cortados en rodajas redondas de 1-5 de pulgada de grosor.

Instrucciones:

1. Prepara una hoja grande para hornear forrándola con papel de pergamino.
2. Coloca las rebanadas de plátano en una sola capa sin que se superpongan o incluso se toquen entre sí.
3. Poner el jugo de limón sobre las rodajas de plátano.
4. Coloca la bandeja de hornear en un horno precalentado a 210 10 °F y hornea hasta que esté crujiente. Voltear después de cada 60 minutos. Debería llevar unas 2 horas.

5. Retira la bandeja del horno y déjala enfriar.
6. Traslada a un recipiente hermético. Puede durar de 8 a 10 días.

Calabaza Al Vapor Con Ajo

Ingredientes:

4 calabaza amarilla mediana, cortada en rodajas de 2 pulgada
12 dientes de ajo, pelados y machacados
4 calabacines pequeños, cortados en rodajas de 2 pulgada Pimienta negra recién molida
2 cucharadita de cebolla en polvo

Direcciones:

1. Recorte la calabaza y el calabacín y córtelos en rodajas de 2 pulgada.
2. Llene una olla de vapor de aproximadamente 2 pulgada de profundidad con agua.
3. Coloque la olla a fuego alto y deje hervir.
4. Coloque las verduras y el ajo en la canasta de vapor.
5. Cubra bien con la tapa y cocine al vapor durante 15 a 20 minutos.
6. Retire la olla del fuego y quite la tapa con cuidado.
7. Saque los dientes de ajo de la olla y macháquelos suavemente con un tenedor.
8. Transfiera las verduras al vapor a un tazón para servir, agregue el puré de ajo y revuelva suavemente para cubrir.
9. Sazone al gusto con cebolla en polvo y pimienta negra recién molida. Servir inmediatamente.

Salmón Tierno Con Salsa De Mostaza

Ingredientes:

4 cucharadas de mostaza Dijon
2 cucharadita de ajo en polvo
Jugo de medio limón
4 filetes de salmón
10 cucharadas de eneldo picado
1/2   taza de crema agria Pimienta negra al gusto

Direcciones:

1. Precaliente el horno a 450 grados.
2. Mezcle la crema agria, la mostaza, el jugo de limón y el eneldo.
3. Sazone los filetes con pimienta y ajo en polvo.
4. Coloque el salmón en una bandeja para hornear con la piel hacia abajo y cubra con la salsa de mostaza preparada.
5. Hornee por 35 a 40 minutos.

Harina De Avena Sana Plátano Panqueques

Ingredientes
120 ml de leche
2 cucharadita, colmadade canela en polvo
Mantequilla para el molde
2 plátano (s), maduro
2 huevo (s)

Preparación

1. Triturar el plátano a una pulpa con un tenedor o batidora.
2. Triturar la harina de avena en la harina, preferiblemente con un molino de harina, en caso necesario también con un mezclador.
3. Ponga todos los ingredientes en un recipiente. se forma puré hasta una masa suave.
4. Ponga un poco de mantequilla en una sartén pequeña para freír y freír los

panqueques en porciones que estén doradas.

5. Para cada porción, la receta da aproximadamente 5-10 pasteles.

6. Como un plato que sabe un poco maravillosa de yogur natural con fruta fresca de la temporada.

7. Opcionalmente, sino también con grañones rojos, queso fresco y trozos de plátano a treat.

Guacamole

ingredientes

tomates STK
premio Pepper (molino)
STK cebolla pequeña
diente de ajo pcs de
4 pimientos rojos, suaves STK
2 cal stk
4 aguacates maduros stk
SPR Tabasco
sal premio

Preparación

1.   Por esta guacamole mexicano, cortar primero los pimientos por la mitad   longitudinalmente, descorazonador de ellos y finamente dados ellos.
2. Pelar la cebolla y cortar en trozos pequeños. Jugo de limón. Picar los tomates.
3. 2   A continuación, reducir a la mitad los aguacates, quitar el núcleo y

extraer la pulpa de la cáscara con una cuchara - corte y cortar los aguacates adecuadamente

4. 6   A continuación, el puré de la pulpa del aguacate y el jugo de limón en una licuadora.

5. 8   Temporada el puré de aguacate con sal, pimienta y Tabasco.

6. Agregar los cubos de pimienta, cebolla y tomates en dados piezas al puré y se deja reposar durante 30 minutos.

Batido De Arándanos

Ingredientes:

500 g de trozos de piña fresca
500 ml de agua
2 cucharada de semillas de chía
2 cucharada de zumo de limón
1/2 de cucharadita de cúrcuma
240 g de espinacas
100 g de arándanos frescos

Direcciones:

1. Combine todos los ingredientes en su licuadora.
2. Licuar hasta obtener una consistencia líquida.

Ensalada De Brócoli Y Aguacate

Receta Rinde: 8 porciones

Ingredientes:

4 cdas. Jugo de limón exprimido

2 cda. Mostaza granulada

2 libra de brócoli

2 aguacate y

4 cda. aceite de oliva

Instrucciones:

1. Comience cortando y cortando el brócoli en trozos pequeños.
2. Cocine el brócoli al vapor hasta que esté un poco crujiente.
3. Escurrir y enfriar.

4. A continuación, pela el aguacate y córtalo en trozos pequeños.

5. Coloca el aguacate en un bol con el brócoli.

6. A un lado, mezcle el aceite de oliva, el jugo de limón exprimido y la mostaza granulada en un tazón pequeño.

7. Mezcle la ensalada de brócoli y aguacate con el aderezo preparado y disfrute de este festín de grasas insaturadas rico en Fito nutrientes.